www.ingramcontent.com/pod-product-compliance
Lightning Source LLC
Chambersburg PA
CBHW051319220526
45468CB00004B/1418
* 9 7 8 1 7 9 4 0 5 5 7 0 4 *